ÉTUDE

SUR LE

CHAMP VISUEL

ET SES ANOMALIES

DANS QUELQUES AFFECTIONS OCULAIRES

PAR

J.-P. MOULY

DOCTEUR EN MÉDECINE DE LA FACULTÉ DE PARIS

Médecin stagiaire au Val-de-Grâce

PARIS

ALPHONSE DERENNE

52, Boulevard Saint-Michel, 52

1881

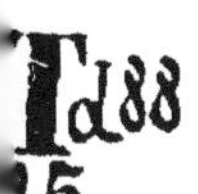

ÉTUDE

SUR LE

CHAMP VISUEL

ET SES ANOMALIES

DANS QUELQUES AFFECTIONS OCULAIRES

PAR

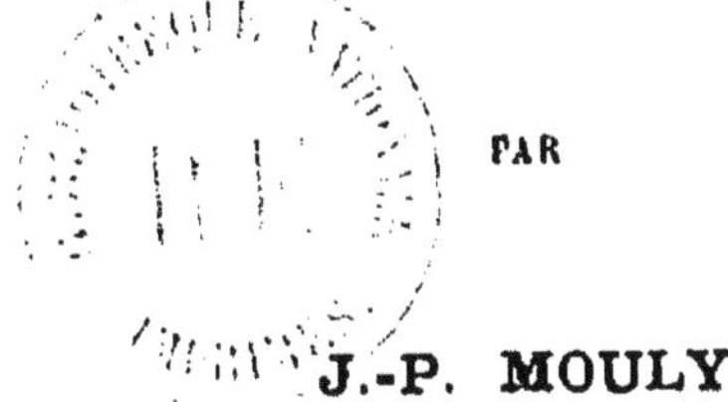

J.-P. MOULY

DOCTEUR EN MÉDECINE DE LA FACULTÉ DE PARIS

Médecin stagiaire au Val-de-Grâce

PARIS

ALPHONSE DERENNE

52, Boulevard Saint-Michel, 52

1881

A MA GRAND-MÈRE

A MON PÈRE

Ma plus vive reconnaissance.

A MA MÈRE

Mon dévouement le plus grand.

A MON FRÈRE

A MES AMIS

A M. BOUISSON

Doyen honoraire de la Faculté de médecine de Montpellier,
Professeur de médecine opératoire,
Officier de la Légion d'honneur.

A M. COMBAL

Professeur de clinique médicale à la Faculté de médecine de Montpellier,
Chevalier de la Légion d'honneur.

A MON PRÉSIDENT DE THÈSE

M. LE PROFESSEUR BÉCLARD

ÉTUDE

SUR LE

CHAMP VISUEL ET SES ANOMALIES

DANS QUELQUES AFFECTIONS OCULAIRES

AVANT-PROPOS

« Toutes les fois qu'il y a une diminution de la circon-
« férence du champ visuel il y a un état morbide certain
« de l'organe de la vision ; et, on peut ajouter, qu'il y a
« une relation certaine et caractéristique entre la configu-
« ration des champs visuels et les maladies diverses de l'ap-
« pareil nerveux. Cette opinion, dit Fœrster, est fondée sur
« un grand nombre d'images de champs visuels observés
« dans des conditions opportunes. »

Avant lui, le professeur de Græfe, dans une savante
étude sur la nécessité d'examiner le champ visuel dans les
affections amblyopiques, avait démontré, pour ainsi dire,
l'importance de ce mode d'exploration qui donne des résultats si précieux.

Mais, l'immortelle découverte d'Helmoltz était venue
effacer complétement tous ces enseignements, et les symptô-

mes subjectifs demeurèrent, encore une fois, dans l'obscurité où ils se trouvaient.

Il semble cependant, que dans ces derniers temps une réaction se soit faite en leur faveur ; et nous n'en voulons pour preuve, que le nombre considérable d'instruments destinés à examiner le champ de la vision, inventés pendant ces vingt dernières années.

Les travaux de Haltenhorf, de Landolt et de Maurice Perrin sont venus jeter un nouveau jour sur la question, en démontrant la nécessité de la périmétrie dans la plupart des affections oculaires profondes.

Nous allons essayer dans notre travail de résumer les travaux que nous avons cités plus haut, et de démontrer l'utilité de l'exploration du champ visuel dans les observations que nous allons produire.

Avant d'aborder notre sujet, qu'il nous soit permis de remercier ici M. le professeur Bouisson des enseignements et des conseils qu'il nous a donnés dans le courant de nos études médicales.

Nous remercions également M. le docteur Dzievonski pour le concours bienveillant et les nombreux renseignements qu'il a bien voulu nous donner, et nous le prions d'accepter l'hommage de notre vive gratitude.

Enfin qu'il nous soit permis d'exprimer notre profonde reconnaissance à M. le professeur Béclard pour l'honneur qu'il nous fait en acceptant la présidence de notre thèse.

CHAPITRE I

DU CHAMP VISUEL PHYSIOLOGIQUE

Définition. — On appelle champ visuel d'un œil, l'ensemble des points de l'espace que la rétine perçoit, l'œil restant fixe.

On y distingue deux zones : une zone centrale de vision directe, et, une zone phériphérique dans laquelle la vision est de plus en plus confuse.

Il peut arriver que dans certains états pathologiques, l'une de ces zones soit altérée, l'autre restant intacte ; de là, la nécessité de connaître l'intégrité de ces surfaces.

L'intégrité de la zone centrale pour la vision est incontestable, et pourtant, celle de la zone périphérique n'est pas moins importante à connaître. En effet, avec une vision centrale intacte, la périphérie du champ visuel manquant complètement, un individu est bien moins servi que si avec un champ visuel intact, son acuité visuelle avait baissé au delà de un quart. Sans elle, dit Landolt, nous serions dans le cas d'un homme qui voudrait se conduire, en regardant à travers un long tube étroit ne laissant apercevoir que l'objet fixé.

Ces faits se retrouvent malheureusement dans la pratique ; et, il est des cas d'affections profondes où le champ visuel est tellement rétréci, qu'il n'existe presque pas; comme par exemple, dans la rétinite pigmentaire ; de là incertitude dans la marche du malade, car il doit constamment fixer le sol pour éviter les irrégularités, s'il ne veut pas se laisser tomber.

C'est cette zone périphérique qui élargit notablement l'horizon visuel ; c'est elle qui permet au pianiste d'apercevoir les notes de son clavier tout en déchiffrant la musique, au musicien d'un orchestre de voir sa partition tout en regardant le bâton du chef, au joueur de billard de frapper sa bille pendant qu'il vise l'autre.

Mesure du champ visuel. — Pour déterminer le champ visuel phériphérique, on se sert d'un instrument qu'on appelle campimètre ou périmètre.

On en distingue une infinité et leur description ferait à elle seule le sujet d'un long travail ; pour notre compte nous ne ferons que les indiquer.

D'ailleurs, quel que soit leur nombre, on peut toujours les ramener à deux types principaux :

1° Les campimètres, dans lesquels le champ visuel est déterminé sur une surface plane ;

2° Les périmètres, dans lesquels la détermination du champ visuel se fait sur une surface sphérique.

Du campimètre. — Le campimètre est l'instrument dont on s'est servi pour la première fois dans la détermination du champ visuel ; ce n'est point à proprement parler un instrument ; mais bien plutôt un procédé de mensuration.

Sur un tableau noir on trace à la craie deux lignes, l'une verticale, l'autre horizontale qui se croisent perpendiculairement ; on fait fixer par le malade le point d'intersection de ces deux lignes pendant qu'on promène un objet lumineux dans l'espace qu'elles circonscrivent, on note exactement les différents points où l'œil voit l'objet lumineux, et, réunissant ces points par une courbe, l'espace qu'elle limite constitue le champ visuel observé.

C'est sur ce principe que sont fondés les périmètres d'Helmholtz, de Donders, de von Græfe, de Jeffries, de Fano et de Vœcker.

Le périmètre de Lawrence qui est aussi un campimètre est basé sur un fait plus original : lorsqu'on regarde pendant quelque temps une surface vive éclairée par la lumière solaire, un écran blanc par exemple ; on remarque, que si cette surface éclairée est rendue obscure par un moyen quelconque, on voit, se dessiner sur son fond une surface complètement verte. C'est cette surface qui représente, d'après Lawrence, l'étendue du champ visuel observé. Ce procédé, qui, dans la mensuration du champ visuel normal donne des résultats très défectueux, pourrait, d'après 'ialezowski et Fano, être employé dans certains états pathologiques, le glaucôme par exemple, où il donne des résultats qui sont assez exacts.

Mais, quel que soit l'instrument employé, les campimètres ne donnent jamais l'étendue véritable du champ visuel. En effet, si l'on fait fixer un point fixe, l'index de la main gauche par exemple, pendant que la main droite décrira autour des mouvements plus ou moins étendus, on peut se convaincre que du côté externe et dans le quart inférieur du champ visuel, l'œil distingue tous les mouvements de la main sous un angle de 90 degrés et plus. Par conséquent, les limites de toute cette partie du champ visuel ne sauraient donc être délimitées par un plan, puisque les rayons venus des objets périphériques, tombant dans l'œil perpendiculairement à la ligne visuelle, sont nécessairement parallèles au plan et ne peuvent émaner de celui-ci.

On voit donc que ce qui fait le manque d'exactitude des campimètres, c'est l'inégalité de distance de l'objet à l'œil pour une même exploration.

Du périmètre. — C'est pour obvier à cet inconvénient qu'on a construit le périmètre sphérique ; c'est à Fœrster qu'est due l'invention de cet instrument ingénieux, et quoiqu'il ait été modifié depuis de bien des manières, c'est encore celui qui sert dans la plupart des cliniques ophtalmologiques.

Nous citerons parmi les périmètres basés sur le principe de Fœrster : les périmètres de Scheiwgger, de Meyer, d'Uschakoff, de Galezowski, de Landolt ; l'instrument d'Heymann dont la construction est très originale, le diopsimètre de Robert Houdin, le photo-périmètre de Jeafferson de Newcastle, le périmètre à schémographe de Badal et enfin, le périmètre chromatique du professeur Maurice Perrin, médecin inspecteur des armées, qui donne des résultats exacts et dont le maniement est très simple et très commode.

C'est celui qui nous a servi pour les mensurations de champs visuels, contenues dans les observations que nous publions dans le courant de ce travail. Nous allons décrire sa construction et son mode de fonctionnement. Le périmètre chromatique de professeur Maurice Perrin a beaucoup d'analogie avec celui de Fœrster. Il est destiné à relever en degrés de latitude et de longitude, chacun des points de la demi-sphère concave que représente le champ visuel.

« Il se compose d'un demi-cercle traversé dans son
« milieu par un axe autour duquel il exécute des mou-
« vements de rotation. En faisant parcourir à ce demi-cercle
« une révolution de 180 degrés, on décrit la surface d'une
« demi-sphère ; en étendant la rotation à 360 degrés,
« chaque point du demi-cercle a tracé sur sa route un
« cercle de latitude et chacune de ses positions représente
« en même temps un méridien. Sur ce demi-cercle est
« disposé un objet mobile représenté par un morceau de
« papier blanc d'un quart de pouce carré collé sur fond
« noir. Il suffit pour employer l'appareil, l'œil étant fixé
« sur le point de mire de marquer les points au niveaudesquels
« l'objet paraît ou disparaît. » On n'a qu'à remplacer le
disque mobile par un disque coloré de la couleur qu'on
veut examiner et on aura le champ visuel de cette couleur.

On ne saurait apporter trop de soin et de rigueur dans
la détermination du champ visuel.

Limites du champ visuel. — Le champ visuel est limité
en dedans par la présence du nez, en haut, en bas et en
dehors, par les os de la face et le rebord orbitaire. Cette
délimitation est contestée par Dobrowolsky, qui se base
sur l'expérience suivante : si, pendant qu'on explore la
région externe du champ visuel, on déplace le point de
fixation de vingt degrés du côté opposé, on constate un
agrandissement de quelques degrés de la région externe. Il
en est de même des régions supérieure, inférieure et interne, suivant qu'on porte le point de fixation en bas, en
haut ou en dehors du centre de l'arc. Cet agrandissement
varie suivant l'état de réfraction de l'œil ; il atteint sa limite

inférieure chez le myope et sa limite supérieure chez l'hypermétrope.

La cause de ce phénomène est expliquée, d'après Dobrowolsky, parce que le champ visuel n'est pas borné, comme l'ont établi Thomas Joung et Purkinje, par la saillie nasale et par les parties proéminentes du rebord orbitaire, mais aussi, par les voiles palpébraux et même par les commissures palpébrales, qui empêchent les rayons périphériques de pénétrer dans l'œil.

On comprend, dès lors pourquoi chez les myopes dont les yeux sont en général plus saillants et plus à découvert, l'agrandissement du champ visuel, quand on déplace le point de fixation, est moindre que chez les hypermétropes dont les yeux sont plus petits et plus profonds.

Scheiwgger proteste aussi contre le rétrécissement interne du champ visuel ; d'après ce savant professeur, le rétrécissement interne ne serait pas aussi prononcé qu'on veut bien le dire, car du côté temporal, la rétine est sensible aussi loin qu'en dedans ; l'acuité visuelle serait très réduite, à peu près nulle à la limite interne du champ visuel.

D'après Landolt voici quelle serait l'étendue d'un œil, normal pris au périmètre de Fœrster (*in* *Annali* d'*Ottalmologia*, 1872, p. 1).

1° *Les os de la face étant éliminés.*

En haut le champ visuel s'étend sur. . . .	73°	} 151°
En bas — — sur. . . .	78°	
En dehors — —	85°	} 160°
En dedans — —	75°	

2° *Les os de la face non éliminés.*

En haut le champ visuel s'étend sur . . .   55° 120°
En bas   —   —   . . .   65°
En dehors   —   —   . . .   85° 135°
En dedans   —   —   . . .   50°

Si on réunissait par une ligne ces différents points ainsi déterminés on aurait une figure elliptique déplacée du côté externe ; d'où on tire cette conclusion que le champ visuel est plus étendu en dehors qu'en dedans.

D'après Uschakoff cela tient : 1° à un manque d'exercice de la rétine ; 2° à la disposition anatomique de la rétine qui s'étend en dedans plus en avant vers l'iris qu'en dehors. Nous avons vu plus haut que Scheiwgger conteste ces conclusions.

Acuité visuelle dans le champ périphérique. — La forme et les limites du champ visuel étant ainsi déterminées, il sera intéressant de connaître quelle est l'acuité visuelle dans les différents points de la surface du champ visuel. Ici, encore le périmètre va nous servir à reconnaître cette acuité.

D'après les recherches de Ito (in Grœfe u Sœmisch Handbuch der Augenheilkunde VIII), voici ces chiffres.

Diamètre frontal . . . .   9',30
Diamètre nasal. . . . .   10'
Diamètre temporal . . . .   11°,30
Diamètre jugal. . . . .   12°

Les recherches que nous avons faites à la clinique

ophtalmologique du Val-de-Grâce nous ont donné des chiffres un peu supérieurs à ceux de Ito, et se rapprochant, à peu de chose près, de ceux de Landolt.

On voit donc d'après ces chiffres que le pouvoir de la rétine est le mieux développé en dehors et en bas ; respectivement l'acuité visuelle est la plus développée dans les parties correspondantes du champ visuel. On peut remarquer aussi que le champ visuel est également plus étendu dans les directions où l'acuité visuelle se soutient le mieux.

La faible acuité visuelle périphérique serait due, d'après Schwalbe, à la diminution considérable dans la périphérie de la rétine des cellules ganglionnaires. Pour la plupart des auteurs, cette faible acuité visuelle tient tout simplement au défaut de fonctionnement de la rétine en ces parties.

Action de la papille sur le champ visuel. — La grandeur de la papille joue aussi un rôle très important dans l'étendue du champ visuel ; plus elle est grande, plus le champ visuel est étendu.

Action de l'électricité sur le champ visuel. — L'électricité a une influence très manifeste sur le champ visuel, sinon dans son étendue, du moins dans sa coloration. En effet, si on applique un électrode sur la nuque et l'autre électrode sur la paupière, le champ visuel est traversé par des éclairs lumineux d'autant plus intenses que l'électricité remonte vers le nerf optique.

De plus, un faible courant ascendant augmente la lumière propre de la rétine et le champ visuel est vu sous une coloration violette.

Un courant descendant faible diminue la lumière propre de la rétine et colore le champ visuel en jaune rougeâtre.

Action de la strychnine sur le champ visuel. — Certaines substances thérapeutiques, et parmi elles la santonine et la strychnine, ont une influence considérable sur le champ visuel. Les recherches de Hippel et du Dr Véron ont parfaitement déterminé le rôle de la strychnine dans ses rapports avec le champ visuel.

Si on fait une injection de strychnine, on remarque une augmentation du champ visuel rapide et plus ou moins persistante. Cette augmentation, peu notable pour le blanc, l'est davantage pour le vert et le rouge ; elle est surtout marquée pour le bleu.

En somme, si l'acuité visuelle centrale a augmenté, l'acuité visuelle périphérique a augmenté encore davantage ; les parties centrales de la rétine ayant toujours une activité fonctionnelle plus considérable que les parties périphériques, ne sont pas aussi susceptibles que ces dernières de nouvelles excitations.

Action de la santonine sur le champ visuel. — La santonine n'agit pas sur le champ visuel quant à son étendue ; mais, elle modifie notablement sa coloration. Les objets éclairés paraissent jaunes, les objets obscurs deviennent violets ; puis vient une période de lassitude où le champ visuel paraît verdâtre ; enfin, si l'on ferme les yeux pendant quelques secondes, le champ visuel reprend une coloration violette.

Le champ visuel n'est pas agrandi, mais l'acuité centrale a considérablement augmenté.

CHAPITRE II

Utilité de la mensuration du champ visuel des couleurs.
— Après avoir déterminé la mesure du champ visuel normal, nous avons à nous occuper de la mensuration du champ visuel des couleurs.

L'utilité de cette mensuration est incontestable soit au point de vue du diagnostic, soit au point de vue du pronostic.

I. — *Au point de vue du diagnostic.* — Cette mensuration peut, à elle seule, faire connaître certaines affections. Si l'on constate la diminution de la sensation des couleurs à la périphérie, on peut conclure à une diminution de la vision périphérique; de plus, on observe, en général, des défauts de la sensation colorée à la périphérie, comme premiers symptômes de divers états amblyopiques avant même que l'acuité visuelle centrale se soit abaissée d'une manière sensible.

Ainsi, par exemple :

1° Dans les atrophies du nerf optique, on trouve au début une cécité presque absolue et permanente des couleurs rouge et verte; l'acuité visuelle centrale est diminuée, mais, sa diminution n'est pas en rapport avec le rétrécissement du champ visuel des couleurs ;

2° Dans l'amblyopie alcoolique, il existe au début une

cécité des couleurs rouge et verte, cécité caractérisée par son intermittence et son irrégularité, l'acuité visuelle centrale reste normale.

II. — *Au point de vue du pronostic.* — Si l'on constate par plusieurs examens successifs un rétrécissement localisé de la limite d'une couleur, en première ligne du vert, on est en droit d'admettre une affection progressive, quand même les limites extrêmes du champ visuel (pour le blanc) n'ont pas encore souffert.

L'utilité de la mensuration du champ visuel des couleurs ainsi démontrée, nous allons nous occuper du champ visuel physiologique des couleurs.

Disons tout d'abord, d'après Landolt, que toutes les couleurs sont perçues dans leur nuance réelle jusqu'à la périphérie du champ visuel, pourvu que l'éclairage et la concentration de la couleur soient assez considérables ; mais, que cet éclairage diminue, et certaines couleurs disparaîtront plus vite que les autres à mesure que cet éclairage diminuera.

Si donc, nous promenons sur la face interne du campimètre des disques de différentes couleurs, nous remarquerons que ces différentes couleurs sont reconnues à des distances également différentes ; quel que soit le méridien, ces distances sont toujours reconnues dans le même ordre ; on détermine ainsi des cercles concentriques représentant les champs visuels des couleurs et dont le plus petit correspond à la couleur qui disparaît la première et le plus grand à la couleur qui est reconnue le plus loin vers la périphérie. Ces champs visuels ont la même forme que le champ visuel normal, c'est-à-dire qu'ils s'étendent plus loin du côté externe que du côté interne.

D'après Landolt voici à quels degrés du point de fixation les couleurs disparaissent :

Le vert disparaît à 42°,8 du point de fixation.
Le rouge   —   à 57°   —
Le bleu   —   à 74°   —
Le blanc   —   à la périphérie.

Tous les procédés employés pour reconnaître la cécité des couleurs ou le daltonisme, procédé des laines de Holmgren et autres, sont de beaucoup inférieurs au périmètre; et doivent, par conséquent, être rejetés de la pratique.

CHAPITRE III

Le champ visuel présente des variations pathologiques dont la connaissance est très importante pour l'ophthalmologiste au point de vue du diagnostic, du pronostic et du traitement.

Ces variations peuvent tenir à des lésions diverses des membranes et des milieux de l'œil ; c'est ainsi qu'une taie centrale de la cornée peut abolir complètement le champ visuel, si elle est considérable ; et, si elle est légère ne laisser subsister que la vision indirecte ; c'est ainsi qu'une cataracte traumatique avec corps étangers produira du côté du champ visuel des troubles variables suivant le volume et la situation du corps étranger ; c'est ainsi encore que la persistance de l'artère hyaloïdienne dans le corps vitré suffit pour produire un haut degré d'amblyopie.

Mais à côté de ces affections où l'altération du champ visuel trouve sa raison physique, pour ainsi dire, nous avons des lésions de l'appareil nerveux sensoriel de l'œil, qui se traduisent par des troubles particuliers du champ visuel. C'est surtout de ces dernières que nous nous occuperons.

Le champ visuel pouvant être considéré comme un cône ayant pour sommet le point nodal de l'œil ; pour axe, l'axe optique, et pour génératrices des droites différentes suivant les côtés de l'œil, nous étudierons d'abord :

1° Les cas où l'œil étant dévié, le cône se trouve dévié, lui aussi, par exemple dans les paralysies des nerfs oculo moteurs de l'œil.

2° Les cas où l'angle du cône diminuant le champ visuel se rétrécit simplement ; comme cela arrive dans l'hypermétropie et la myopie à un haut degré.

3° Les cas où à côté du rétrécissement du champ visuel se trouvent des altérations du sens des couleurs ; par exemple dans la rétinite pigmentaire.

4° Enfin, nous terminerons par l'étude de certaines altérations irrégulières du champ visuel, abolitions partielles auxquelles on a donné le nom de scotomes. Elles s'observent dans les amblyopies par intoxication. dans les choriorétinites postérieures, etc.

Utilité de la périmétrie dans le strabisme et la parésie des muscles de l'œil. — La périmétrie a été appliquée dans le strabisme pour mesurer le degré de strabisme. On obtient par cette méthode des résultats excessivement justes, puisqu'on peut mesurer l'angle avec une valeur approximative de un degré.

C'est à Landolt qu'on doit la connaissance de ce procédé. Il fait fixer par le malade le point fixe du périmètre pendant qu'il fait progresser sur l'arc de l'instrument une bougie allumée ; lorsqu'il voit l'image de la bougie se réfléter au centre de la cornée du malade il note le point de l'arc où se trouve à ce moment la bougie, et il a ainsi obtenu la détermination de l'angle strabique.

Le Dr Auguste Charpentier a modifié cette méthode d'une

manière très heureuse. Il fait mettre la bougie au point de fixation de l'instrument et la fait regarder fixement par le malade ; pendant ce temps l'œil de l'observateur vient se mettre sur l'arc périmétrique et il se déplace progressivement sur cet arc jusqu'à ce qu'il arrive à un point où il verra l'image de la bougie se réfléter au centre de la cornée. A ce moment, l'angle ainsi déterminé est égal au double de l'angle du strabisme ; sa détermination devient donc facile.

Dans ce procédé on n'a point l'inconvénient d'avoir l'image lumineuse toujours devant l'œil qui observe ; et par conséquent il est beaucoup plus facile de déterminer le moment exact où le reflet de l'image apparaît au centre de la cornée.

La détermination du degré du strabisme par le périmètre est de beaucoup supérieure à la détermination de cet angle par le strabomètre ; d'abord on peut obtenir sa valeur avec une approximation beaucoup plus rapprochée du chiffre exact qu'avec le strabomètre ; ensuite avec ce dernier instrument on ne peut mesurer l'angle du strabisme que par rapport au diamètre horizontal tandis qu'avec le périmètre on peut le mesurer suivant tous les méridiens et le déterminer par conséquent d'une manière très exacte.

Champ visuel dans les parésies des muscles moteurs de l'œil. — C'est à Schueller qu'est dû l'emploi du périmètre dans les paralysies incomplètes des muscles oculaires. Dans ces cas la périmétrie permet de fournir des résultats très importants pour le fonctionnement des muscles moteurs de l'œil, pour le diagnostic, le pronostic et le traitement des affections de ces muscles.

Si on examine le champ visuel des deux yeux et qu'on

les inscrive dans la même figure, on voit qu'ils se recouvrent incomplètement, c'est-à-dire que le champ visuel droit dépasse sensiblement de son côté le champ visuel gauche, et, réciproquement le champ visuel gauche est plus étendu de son côté que le champ visuel droit.

Si donc, on examine les yeux d'un malade atteint d'une paralysie ou d'une parésie de l'un des muscles extrinsèques de l'œil, le dessin qu'on obtiendra permettra de représenter d'une façon plastique en quelque sorte la marche régressive ou progressive de l'affection.

Quand on aura à examiner un œil affecté de strabisme convergent ou divergent, on aura un champ visuel qui s'étendra du côté du muscle prépondérant, sans rétrécissement du côté opposé, tandis que s'il s'agit d'une simple parésie musculaire, le champ visuel ne sera pas augmenté du côté du strabisme, mais se trouvera diminué du côté de la parésie.

Cette méthode de diagnostic est excessivement délicate et donne des résultats très importants.

Schneller est arrivé par cette méthode à démontrer : que dans le strabisme convergent il y avait toujours rétrécissement en dehors du champ visuel, tandis qu'en dedans le champ visuel ne dépasse pas les limites normales. Par conséquent, le muscle actif dans le strabisme interne n'agit pas plus énergiquement qu'à l'état normal, mais l'antagoniste de ce muscle est affecté de parésie.

On voit donc dans ce cas qu'il faudrait rejeter complètement la ténotomie et qu'il vaudra bien mieux recourir à l'avancement musculaire. La mensuration du champ visuel sera donc venue nous donner des renseignements très précieux en nous dessinant, pour ainsi dire, les caractères de l'affection et elle nous permettra d'instituer un traitement rationnel.

Champ visuel dans la myopie et l'hypermétropie. — La myopie et l'hypermétropie tant qu'elles ne sont point portées à un haut degré ne produisent sur le champ visuel aucune altération très remarquable.

Reich (in dissertatio inaug. Saint-Pétersbourg, 1871) a fait une étude spéciale sur le champ visuel dans la myopie et l'hypermétropie et en a tiré des conclusions très intéressantes.

Il s'est servi du périmètre de Uschakoff. La lumière était fournie par des lampes de Kéracine, les expériences se sont faites sur des étudiants. Elles ont porté sur 56 emmétropes, 64 hypermétropes et 36 myopes.

Le champ visuel a donné les résultats suivants :

1° Pour les hypermétropes.

Diamètre frontal.	58°
Diamètre jugal	70°
Diamètre nasal	62°
Diamètre temporal.	90°

2° Pour les emmétropes.

Diamètre frontal.	60°
Diamètre jugal	69°
Diamètre nasal	61°
Diamètre temporal.	88°

3° Pour les myopes.

Diamètre frontal.	57°
Diamètre jugal	69°
Diamètre nasal	60°
Diamètre temporal.	90°

Uschakoff qui a fait un travail analogue à celui de Reich
ouvé des chiffres un peu inférieurs aux chiffres donnés
eich ; néanmoins, les deux auteurs sont arrivés à for-
les mêmes conclusions.

après ces savants, le champ visuel chez l'hypermétrope,
ien plus étendu que chez le myope et l'emmétrope ; le
iamp visuel des myopes est le plus rétréci.

Cela tient à ce que chez les myopes les éléments rétiniens spécifiques sont plus éloignés, et chez les hypermétropes plus rapprochés du plan pupillaire que chez les emmétropes.

Toutefois, il est à remarquer que les chiffres de Reich et de Uschakoff ne sont exacts que tout autant que la myopie et l'hypermétropie ne sont pas portées à un haut degré ; quand elles arrivent à atteindre un degré considérable, elles s'accompagnent d'une amblyopie plus ou moins grande et le champ visuel se trouve rétréci pour la lumière, mais les sensations des couleurs ne sont point altérées.

Il est à remarquer encore, que chez les myopes le champ visuel est en rapport avec le staphyloma posticum ; plus celui-ci est considérable, moins leur champ visuel est étendu.

OBSERVATION I

Astigmatisme irrrégulier. Myopie.

Lambert, François, du 101me régiment de ligne, entre le 5 juillet 1878 dans le service de M. le professeur Perrin.

Père et mère myopes. Symptômes de scrofule dans son enfance. N'a jamais vu convenablement depuis sa naissance, mais sa vue baissait sensiblement depuis un an.

$$\text{SOD} = \frac{15}{200} \quad \text{SOG} = \frac{15}{200}.$$

Reconnaît très bien les couleurs ; un peu d'hésitation pour le vert, de l'œil gauche.

Voit mieux les lignes verticales que les lignes horizontales dans les tableaux de Donders.

Par l'examen au miroir, on constate une image kératoscopique très prononcée de myope. Astigmatisme très irrégulier. Avec l'éclairage oblique on aperçoit de petites taches brunes sur le fond de l'œil. Image renversée de myope.

Examen à l'ophthalmoscope. — Pour l'œil droit : teinte pâle du fond de l'œil, les vasa-vorticosa sont très visibles. Papille quadrangulaire, petite, de teinte gris rosée générale, mal limitée en bas, en haut et en dedans. Les zones de la papille ne sont pas nettement définies pas des staphylomes.

Pour l'œil gauche : papille petite, de teinte gris rosée pâle, allongée transversalement, élargissement de l'anneau sclérotical en dehors. En bas et en dedans la papille se confond avec la choroïde.

Pas d'anomalie dans les vaisseaux, du larmoiement mais pas de céphalalgie. Au bout d'un certain temps, il voit danser les caractères et il ne peut continuer sa lecture.

$$\text{SOD} = \frac{1}{5} \quad \text{SOG} = \frac{1}{5}.$$

Il voit mieux les lignes verticales que les lignes horizontales dans les tableaux de Donders.

Les couleurs sont nettement reconnues.

Rien à noter du côté des milieux de l'œil, les pupilles sont un peu dilatées.

Examen ophthalmoscopique 25 septembre. — Pour l'œil droit ; le fond de l'œil paraît uniformément rouge autour de la papille, sauf en bas où existe un peu d'atrophie qui donne une teinte blanchâtre.

La papille paraît rosée, large ; il existe en haut une demi lune

ne bleuâtre, occupant la partie inférieure de la papille. Cette dépres-
taphylomateuse blanc bleuâtre est nettement limitée en dehors par
n   é pigmentaire. En dedans elle est moins bien définie et se
n   avec les bords de la papille.

      l'œil gauche, aspect général du fond de l'œil ; la papille
r   est allongée dans le diamètre transversal est bordée dans son
      nférieur et externe par une bandelette blanc bleuâtre; il y a un
staphylome progressif arrivé au second degré dont les bords se perdent
avec les tissus voisins.

L'examen campimétrique donne les résultats suivants :
Pour l'œil droit.

	D. blanc	D. bleu	D. rouge	D. vert
Diamètre frontal....	25	20	15	10
— jugal......	30	15	12	7
— nasal......	25	15	15	10
— temporal..	50	20	14	10

Pour l'œil gauche.

	D. blanc	D. bleu	D. rouge	D. vert
Diamètre frontal....	25	17	15	10
— jugal......	30	15	13	7
— nasal......	27	15	10	10
— temporal..	35	20	20	10

CONCLUSIONS. — La campimétrie indique un rétrécissement concentrique très prononcé à peu près le même
dans les deux yeux et sans altération concomitante du sens
des couleurs, ce qui différencie ce rétrécissement des rétrécissements d'atrophie et de rétinite pigmentaire.

OBSERVATION II

Myopie. Staphylôme double, astigmatisme.

Prévaustel, soldat au 119° de ligne, entre le 23 janvier dans le service de M. le professeur Perrin.

Il est myope depuis sa naissance ; père très myope ; il a six frères et deux sœurs qui sont tous myopes. Vers 14 à 15 ans en faisant ses études, sa myopie progresse rapidement sous l'influence d'un éclairage défectueux (chandelles).

La lecture est actuellement difficile.

L'examen du champ visuel donne les résultats suivants :

Pour l'œil droit.

	D. blanc	D. bleu	D. jaune	D. rouge	D. vert
Diamètre frontal........	45	26	25	17	15
— jugal	47	30	30	12	10
— nasal.........	42	25	25	15	12
— temporal.....	65	35	35	20	15

Pour l'œil gauche.

	D. blanc	D. bleu	D. jaune	D. rouge	D. vert
Diamètre frontal........	45	30	25	15	10
— jugal	60	20	20	12	10
— nasal.........	45	30	30	15	12 ·
— temporal.....	75	40	40	35	20

CONCLUSIONS. — Nous arrivons dans cette observation aux mêmes conclusions que dans la précédente ; c'est-à-dire, que la périmétrie nous fait constater un rétrécissement concentrique du champ visuel, mais avec conservation des champs visuels colorés, rétrécis cependant dans les mêmes rapports.

Nous devons à l'obligeance de M. le docteur Dzievonski la communication d'une vingtaine d'observations de myopie dans lesquelles, suivant le degré de l'affection, le champ visuel offre un rétrécissement concentrique sans abolition des sensations colorées.

Champ visuel dans l'atrophie du nerf optique. — L'atrophie du nerf optique soit par suite de névrite, soit progressive, se caractérise au début par un élargissement de la zone extrême où aucune couleur n'est perçue ; puis, survient un rétrécissement de la limite du vert, d'habitude plus accusé du côté externe ; puis le vert n'est plus reconnu du tout, il est vu gris et jaunâtre.

Dans le second stade, l'atrophie est caractérisée par la disparition du rouge, il apparaît alors comme noirâtre : enfin la sensation du bleu va disparaître également, l'achromopsie est complète ; le champ visuel du blanc se rétrécit petit à petit, et le malade s'avance fatalement sur la pente de l'amaurose.

Quand l'atrophie est partielle et doit rester stationnaire, le champ visuel normal se superpose avec la limite des champs visuels colorés ; et si on ne tient pas compte ici de l'étendue des champs visuels des couleurs, rien dans la forme du champ visuel normal n'implique une différence entre ce cas et l'atrophie progressive.

Mais, que ce soit une atrophie partielle ou une atrophie progressive elles se distinguent très nettement de la rétinite pigmentaire, qui, comme ces dernières, a un champ visuel qui se rétrécit concentriquement :

1° Par la forme du champ visuel ; elle est régulière, circulaire dans la rétinite pigmentaire ; elle prend une forme allongée dans les atrophies du nerf optique ; 2° l'acuité centrale est conservée dans la rétinite pigmentaire ; elle est affaiblie et notablement diminuée dans les atrophies du nerf optique.

L'atrophie du nerf optique liée à l'ataxie locomotrice offre un champ visuel très caractéristique. Il est caractérisé par la tendance des parties insensibles à prendre la forme d'un secteur à sommet central.

Cette insensibilité dépasse presque toujours un quart de cercle et occupe ordinairement la partie supérieure et interne ; rarement la partie inférieure et interne ; cette tache s'accroît progressivement et la sensibilité visuelle se localise à un petit espace de forme triangulaire à sommet central et occupant la partie interne et médiane.

Quoique les deux yeux ne soient point atteints en même temps, la perte du champ visuel suit la même marche dans l'œil pris consécutivement, et le campimètre donne un dessin semblable à celui du premier œil atteint par l'affection.

La périmétrie permettra donc de distinguer facilement :

1° Une atrophie partielle d'une atrophie progressive par la superposition des champs visuels colorés et du champ visuel normal dans le premier cas et l'abolition progressive de l'un et de l'autre dans le second cas ;

2° De distinguer ces deux affections d'une rétinite pigmentaire ;

3° Au point de vue du pronostic elle donnera des renseignements importants sur l'état stationnaire ou la marche progressive de l'affection.

Nous publions ici trois observations d'atrophie optique

dont deux ont le rétrécissement caractéristique des champs visuels d'atrophie optique.

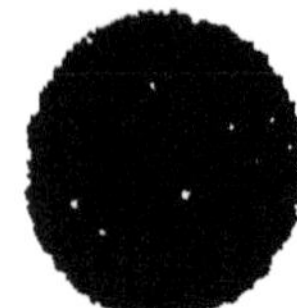

OBSERVATION III

Atrophie optique recueillie au Val-de-Grâce dans le service de M. le professeur Perrin par le Dr Dzievonski, chef de Clinique ophthalmologique.

R...., capitaine au 72me régiment d'infanterie, entre au service dans le courant de 1878, pour un affaiblissement prononcé de son acuité visuelle.

A eu la syphilis.

$$\textit{Janvier } 1878. - \text{SOD} = \frac{1}{6}$$

L'œil gauche distingue confusément les objets. Altération du sens des couleurs. Le vert est vu gris ; le violet bleu ; le rouge, jaune ; le jaune et le bleu seuls sont bien perçus.

L'œil gauche reconnaît à grand peine le jaune et le bleu.

L'examen campimétrique de l'œil droit donne les résultats suivants :

Champ visuel de l'œil droit.

	D. blanc	D. bleu	D. jaune
Diamètre frontal	30	20	20
— jugal	75	45	40
— nasal	60	55	55
— temporal	12	5	5

Examen ophthalmologique. — Teinte gris bleuâtre, généralisée de la papille ; artères petites à gauche.

A droite papille pâle, vaisseaux papillaires sinueux.

Traitement. — Injections de strychnine, frictions mercurielles, péri-orbitaires jusqu'au 8 février.

$$9 \textit{ février.} - \text{SOG} < \frac{1}{200} \quad \text{SOD} = \frac{1}{8}$$

L'examen campimétrique donne une cécité presque complète pour les couleurs, cependant on a pour le blanc :

Diamètre frontal............ 25
—   jugal............. 60
—   nasal............. 55
—   temporal......... 5

18 *février*. — La vue de M. R... baisse toujours ; le champ visuel se rétrécit de plus en plus.

25 *avril*. — S=0.

Le capitaine R... ne distingue plus rien ; sinon le jour de la nuit. Les objets lui apparaissent confusément à travers un voile nuageux.

L'ophthalmoscope ne relève aucune nouvelle lésion.

CONCLUSIONS. — Dans cette observation, la campimétrie nous a révélé :

1° La marche progressive de l'affection ;

2° Le rétrécissement concentrique du champ visuel surtout à la partie externe et supérieure, sa forme allongée, qui sont les caractères du champ visuel dans l'atrophie optique ;

3° L'inefficacité du traitement.

OBSERVATION IV

Atrophie optique (communiquée par le professeur Chauvel).

Au mois de juillet 1878, M. Ducambon suivait comme officier de l'École supérieure de guerre les manœuvres du camp de Moucon près de Vannes. Cet officier jouissait alors d'une excellente santé ; il est d'ailleurs d'une constitution robuste, sa vue était assez bonne (myopie peu prononcée, n° 16). Au camp, il couchait sous la tente où régnait une humidité assez grande.

Le cinquième ou le sixième jour après son arrivée au camp (28 juillet 1878) à son réveil, il est frappé brusquement d'un trouble de la vision de l'œil droit ; il ne percevait les objets extérieurs qu'à travers un brouillard assez épais. L'œil gauche était hors d'atteinte.

Cet état s'accentue de jour en jour sans empêcher toutefois M. Ducambon de faire son service. Au bout de six mois il consulte MM. Galezowski et Abadie qui prescrivent les injections de strychnine et l'électricité.

Mars 1879. — Aucune amélioration.

Juillet 1879. — Affaiblissement analogue de l'œil gauche. Dans le champ visuel, de ce côté, répondant au côté externe point vert grisâtre, lueurs, étincelles.

En même temps, le champ visuel s'obscurcit en commençant par la partie supérieure et externe. Cet obscurcissement progresse peu à peu vers la partie inférieure et interne.

Le 12 mars 1879, le malade entre au Val-de-Grâce dans le service de M. le professeur Chauvel.

Il résulte de l'examen fait à cette époque que :

Œil droit. — Le malade distingue encore la lumière du jour, la flamme d'une lampe à la distance de deux pieds dans toutes les directions. Pas de lésions de l'hémisphère antérieur, des milieux, pupille mobile et contractile.

Œil gauche. — Le champ visuel est conservé dans la partie interne et inférieure et considérablement obscurci dans la partie externe et supérieure. Il y a commencement de décoloration de la papille avec anneau d'atrophie phériphérique. Pas de lésions de la choroïde, ni des milieux.

Examen campimétrique de l'œil gauche.

	D. blanc	D. bleu	D. vert	D. rouge
Diamètre frontal	0	0	0	0
— jugal......	70	60	65	55
— nasal......	30	30	30	20
— temporal...	30	30	20	20

Acuité visuelle $\text{SOD} = \dfrac{2}{200}$ $\text{SOG} = \dfrac{15}{200}$.

On continue les injections de strychnine jusqu'au 13 avril. A ce moment le champ visuel a diminué pour l'œil gauche.

Examen campimétrique de l'œil gauche.

Diamètre frontal............	0
— jugal..............	60
— nasal...............	50
— temporal..........	30

Le champ visuel du rouge et du noir est très petit. Du côté externe le malade voit en blanc la couleur bleue.

Continuation du traitement.

23 *mars* 1880. — Examen campimétrique de l'œil gauche.

	D. blanc	D. bleu	D. rouge
Diamètre frontal.......	0	0	0
— jugal.........	70	60	55
— nasal.........	30	39	20
— temporal......	20	0	0

Le champ visuel s'est donc encore considérablement rétréci.

Les lésions du fond de l'œil n'ont guère progressé.

CONCLUSIONS. — La campimétrie nous a donné les renseignements suivants :

1° L'affection est progressive ;

2° Le champ visuel rétréci comme dans l'observation précédente est le champ visuel caractéristique des atrophies du nerf optique ;

3° Le traitement a été inefficace.

Observation V

Amblyopie double. Atrophie optique (recueillie dans le service de M. le professeur Chauvel).

M. Ribierre, 33 ans, lieutenant au 68me régiment d'infanterie de ligne, de constitution robuste et d'un tempérament lymphatico-sanguin, entre au Val-de-Grâce le 17 novembre 1880.

A toujours joui d'une excellente santé et n'a fait aucune maladie.

Pas de traces de rhumatismes, pas d'antécédents syphilitiques. Le malade n'a fait aucun abus alcoolique et fume très peu.

Pas d'antécédents héréditaires. — Tout le monde jouit dans sa famille d'une vue parfaite.

Quant à lui sa vue avait toujours été bonne, et ce n'est qu'au mois d'août dernier qu'il remarqua un léger affaiblissement de la vision de l'œil droit, affaiblissement léger qui n'entrava en rien son service et lui permit de suivre les manœuvres de 1880.

Mais à cette époque l'œil gauche se prit à son tour, et l'affection suivit une marche rapide et progressive qui détermina l'entrée de M. Ribierre au Val-de-Grâce le 17 novembre 1880.

État du malade le 20 novembre 1880. — L'examen des parties extérieures de la vision ne montre rien de particulier ; pupilles larges fortement dilatées réagissant faiblement sous l'influence de la lumière. A l'examen avec le miroir on constate une parfaite transparence des milieux ; image kératoscopique se mouvant en sens inverse du miroir, image droite mais confuse de la rétine, donc emmétropie.

A l'ophthalmoscope. — Papille légèrement pâle et anémiée. Artères ténues, se distingnant facilement toutefois. En somme lésions peu accusées.

Acuité visuelle. — La lecture est impossible, l'acuité visuelle prise avec les tableaux de Snellen donne :

$$\text{ODS} < \frac{1}{200} \qquad \text{OGD} = \frac{4}{200}$$

L'optométrie ne donne aucun résultat avec une acuité visuelle aussi faible.

Couleurs. — On remarque un certain degré de dyschromatopsie ; le vert clair est vu blanc et le rouge jaune orange ; quant aux autres couleurs, elles sont perçues nettement à la condition d'être claires, les teintes sombres n'étant nullement distinguées. Le champ visuel mesuré au périmètre chromatique de M. Perrin donne les résultats suivants :

Pour l'œil droit :

	D. blanc	D. bleu	D. vert	D. rouge
Diamètre frontal....	70	65	60	50
— jugal......	70	60	55	45
— nasal	60	55	55	45
— temporal..	90	80	75	70

Pour l'œil gauche.

	D. blanc	D. bleu	D. vert	D. rouge
Diamètre frontal....	70	65	65	60
— jugal......	70	65	60	55
— nasal	65	60	55	50
— temporal..	90	90	80	80

A l'œil droit sur un diamètre intermédiaire aux diamètres frontal et nasal, nous trouvons un petit scotome décélé par le disque rouge et s'étendant de 45 degrés à 50 degrés.

L'examen des urines ne révèle aucune trace d'albumine, de sucre ou d'un excès de phosphate.

Traitement. — Frictions mercurielles avec iodure de potassium, injections de strychnine jusqu'au 6 décembre.

A ce moment, le malade prétend distinguer plus nettement les objets.

La pupille est moins dilatée et réagit plus facilement et plus rapidement sous l'influence de la lumière.

L'acuité visuelle du malade n'a pas sensiblement augmenté.

$$SOD = \frac{1}{200} \qquad SOG = \frac{3}{100}$$

Même traitement jusqu'au 11 novembre.

A l'ophthalmoscope on voit à l'œil gauche une papille pâle, blanche, comme nacrée d'où se détachent des vaisseaux grêles et flexueux.

L'examen campimétrique donne les résultats suivants :

	ŒIL DROIT		ŒIL GAUCHE	
	D. blanc	D. vert	D. blanc.	D. vert
Diamètre frontal.....	70	60	70	60
— nasal.......	70	50	65	55
— jugal.......	60	50	55	50
— temporal..	90	80	90	80

D'après cet examen, l'œil droit paraîtrait plus atteint que l'œil gauche ; le champ visuel, légèrement rétréci pour le blanc, aurait gagné en étendue pour le vert qui est vu blanc sale.

Néanmoins la lecture est toujours impossible.

$$\textit{Le 23 décembre.} \ — \ \text{SOD} = \frac{1}{100} \quad \text{SOG} = \frac{1}{3000}.$$

L'œil gauche est dans le même état.

A l'œil droit, on constate un trouble diffus de la papille dont la partie inférieure est entourée par un léger dépôt de pigment.

A cet endroit artères moins nettes et moins volumineuses.

La lecture est toujours impossible ; le champ visuel un peu rétréci, ne se rétrécit point davantage.

15 *février.* — La vue de M. Ribierre est toujours mauvaise ; le champ visuel est toujours dans les mêmes conditions.

CONCLUSIONS. — La campimétrie nous donne les renseignements suivants :

1° Marche lente de l'affection.

2° Rétrécissement concentrique du champ visuel normal et du champ visuel des couleurs se distinguant du rétrécissement de la rétinite pigmentaire, par l'abolition de la vision centrale.

3° Inefficacité du traitement.

Champ visuel dans la rétinite pigmentaire. — Les troubles fonctionnels qui surviennent pendant la rétinite pigmentaire sont tellement caractéristiques que le résultat ophthalmologique peut être prédit ordinairement.

C'est surtout d'après les perturbations qui surviennent au début : 1° la nyctalopie ; 2° le rétrécissement concentrique du champ visuel normal et du champ visuel des couleurs, que le diagnostic peut être posé.

Car, si dans la plupart des cas, le rétrécissement coïncide avec un dépôt de pigment sur la rétine en rapport avec les parties insensibles du champ visuel, dans certains cas particuliers, qui ne sont pas très rares, la pigmentation de la rétine est complètement invisible à l'ophthalmoscope et le diagnostic de rétinite pigmentaire est basé sur les deux seuls symptômes du début, à savoir : l'héméralopie et le rétrécissement concentrique du champ visuel normal et des couleurs, avec conservation de l'acuité visuelle centrale.

Ces cas ont été mis en lumière par M. Poncet (de Cluny) dans un remarquable travail sur une observation de rétinite pigmentaire sans pigmentation, recueillie dans le service de M. le professeur Maurice Perrin.

Plus tard, Hocquard a pu dans un mémoire très savant relater un assez grand nombre de cas de rétinites pigmentaires sans pigmentations et prouver dans ses conclusions l'existence assez fréquente de cette affection, se révélant surtout par l'examen du champ visuel.

Cependant le champ visuel de la rétinite pigmentaire ne présente pas toujours cette régularité, et il est quelquefois anomal. Le professeur de Grœfe en a relaté deux cas.

Dans le premier cas, la vision centrale était bien conservée; tout autour du centre il existait un cercle pour lequel la vue était encore relativement bonne, puis un second cercle extérieur au premier dans lequel toute perception avait disparu. Ce cas n'est pas très rare, et en somme ce n'est à proprement parler que le premier stade du rétrécissement dans la rétinite pigmentaire.

Dans le second cas, il existait un cercle d'insensibilité entre la partie centrale et la partie périphérique. La vision excentrique était bien conservée dans l'un des cas; elle avait diminué dans l'autre; la nyctalopie était plus prononcée dans ce cas que dans le premier. La disposition du pigment rétinien correspondait dans le premier cas aux altérations fonctionnelles; seulement la région centrale libre était plus grande que ne l'aurait fait penser l'étendue centrale du champ visuel restée saine. Dans l'autre cas, il n'y avait pas de corrélation entre la disposition du pigment et les diverses zones délimitées fonctionnellement dans le champ visuel.

Nous avons observé dans le service de M. le professeur Chauvel un cas de rétinite pigmentaire avec un rétrécissement concentrique du champ visuel normal et du champ visuel des couleurs tout à fait classique, si nous pouvons ainsi nous exprimer.

Observation VI

Au n° 8 de la salle 14 se trouve le nommé Bergerres Jean, atteint de rétinite pigmentaire. Ce malade est âgé de 24 ans et exerçait la profession de professeur avant d'entrer au service.

Il habite le Canada depuis l'âge de six ans; récemment rentré en France il fut incorporé au 103ᵉ régiment de ligne; il est entré le 14 mars au Val-de-Grâce dans le but de se faire réformer.

Antécédents. — Bergerres a toujours joui d'une bonne santé si toutefois on en excepte l'affection pour laquelle il est entré à l'hôpital ; car, ce malade prétend avoir eu toujours une mauvaise vue. Du côté de sa famille : son père jouit d'une vue excellente ; sa mère est atteinte d'une myopie assez prononcée ; il a un frère qui, comme lui, serait atteint de rétinite pigmentaire, car d'après Bergerres les symptômes de leurs maladies sont identiques.

Actuellement le malade se plaint de ne plus distinguer comme autrefois les objets environnants ; dès le coucher du soleil sa vision est encore bien plus faible que pendant le jour, le malade est donc héméralope.

Examen des yeux. — Pas de nystagmus. Les fonctions de l'iris sous l'influence de la lumière paraissent intactes.

L'éclairage oblique ne révèle rien d'anormal du côté de la cornée, de l'humeur aqueuse ni du cristallin.

L'acuité visuelle est égale à $\frac{15}{200}$ pour les deux yeux. Pas de daltonisme ; les différentes couleurs sont nettement perçues avec leur coloration normale. Les lignes de Donders ne signalent pas d'astigmatisme.

Examen à l'ophthalmoscope. — Si on examine simplement au miroir réflecteur on voit que la papille a conservé des contours très nets ; mais les vaisseaux rétiniens sont très petits, atrophiés autour de la papille et surtout à la partie inférieure et interne on distingue des taches nombreuses, grisâtres, allongées, dues probablement à une inflammation de la choroïde.

Si l'on vient à se rapprocher très près du malade, avec le miroir réflecteur et qu'on regarde très obliquement le fond de l'œil de manière à ce que l'on puisse distinguer la partie de la rétine la plus rapprochée de l'ora serrata, on aperçoit une grande quantité de taches noires, allongées, à contours très nets, et ayant des prolongements qui semblent s'anastomoser avec ceux des taches voisines ; ainsi disposées elles ont tout à fait la forme d'ostéoplastes.

Si on examine les deux yeux au périmètre chromatique de Perrin on trouve que les couleurs verte et bleue ne peuvent point être perçues ;

la distance du point de fixation et de l'œil étant trop grandes pour l'acuité visuelle du vert et du bleu.

Les disques blancs et rouges donnent comme résultat pour l'œil droit :

	Disque blanc	Disque rouge
Diamètre frontal.......	20	10
— jugal..........	25	10
— nasal..........	17	10
— temporal.....	25	12

Pour l'œil gauche on a :

	Disque blanc	Disque rouge
Diamètre frontal.......	15	10
— jugal..........	20	15
— nasal..........	20	10
— temporal.....	20	12

On voit donc que le rétrécissement du champ visuel est régulier et concentrique ; le champ visuel du rouge est notablement diminué, les champs visuels du bleu et du vert ont disparu. Si on joint à ces symptômes les lésions du fond de l'œil vues à l'ophthalmoscope et l'héméralopie, on aura la triade symptomatique de la rétinite pigmentaire.

Champ visuel dans l'anesthésie de la rétine.

L'anesthésie de la rétine est constituée par le manque de transmission au cerveau des impressions reçues par elle ; dans cette affection on ne rencontre aucune lésion du fond de l'œil ni des milieux de cet organe. L'ophthalmoscope ne révèle absolument rien, les phosphènes existent dans toutes les directions ; les pupilles présentent leurs contractions et leurs dilatations normales sympathiques ou isolées suivant les variations de l'intensité lumineuse.

L'examen avec les prismes démontre que les yeux jouissent de tous leurs mouvements de rotation, mouvements destinés à éviter la diplopie résultant du regard à travers ces prismes.

Dans cette singulière affection le champ visuel seul peut fournir des renseignements précieux. En effet, on observe en général ou le rétrécissement concentrique, ou enfin, ce qui est bien plus intéressant, des variations multiples; tous ces symptômes coïncidant d'ailleurs avec une acuité visuelle presque normale, car souvent elle n'est réduite que du tiers.

Mais quoi qu'il en soit le pronostic de la maladie n'offre aucune gravité, quant à la lésion oculaire et après des alternatives d'amélioration et d'aggravation l'affection finit par guérir; dans cette affection le périmètre est le seul moyen qui puisse nous faire arriver au diagnostic ; Abadie rapporte trois cas de cette singulière affection avec les champs visuels qui démontrent parfaitement les phases d'aggravation et d'amélioration de la maladie.

Examen du champ visuel dans le glaucôme. — L'examen du champ visuel dans le glaucôme est d'une importance considérable au point de vue du diagnostic et du pronostic; il peut déterminer, presque à lui seul, l'efficacité ou l'inefficacité de l'intervention chirurgicale.

Au point de vue du diagnostic, le champ visuel du glaucôme offre des rétrécissements analogues à ceux de l'atrophie progressive du nerf optique, mais les couleurs n'y sont que rétrécies concentriquement et jamais abolies; de plus le rétrécissement est plus prononcé à la partie inférieure du champ visuel.

Ce phénomène est tellement constant et tellement particulier au glaucôme simple que Galezowski n'hésite pas à le considérer comme signe pathognomonique du glaucôme.

Le champ visuel du glaucôme présente quelques anomalies dont les plus communes sont :

1° L'établissement d'un défaut intermédiaire en forme d'anneau s'étendant tant vers le centre que vers la périphérie.

2° Une diminution latérale s'étendant successivement du côté opposé et épargnant les environs du point de fixation. D'après de Græfe cette forme ne serait pas rare, et on ne la trouverait que dans les affections glaucomateuses, et d'après ce savant professeur, toutes les fois qu'on la rencontrerait on pourrait d'après ce seul symptôme établir le diagnostic de glaucôme.

Au point de vue du pronostic l'examen du champ visuel a des caractères très importants, et d'après de Græfe « ce qui doit guider dans le pronostic c'est l'état du champ visuel ». Il a fait à ce point de vue une étude spéciale *in Archiv fur Ophtalmologie*, BD 2 S 248, nous allons la résumer en quelques lignes.

1° Quand le champ visuel est encore intact, alors même que la faculté visuelle a considérablement diminué le pronostic est favorable.

2° Quand le champ visuel est rétréci, si les champs visuels des couleurs sont conservés, le pronostic est favorable, parce que cette conservation du champ visuel des couleurs indique que les éléments nerveux n'ont pas encore trop souffert.

3° Quand le champ visuel est rétréci et diminué d'une

certaine zône périphérique, mais que la zône centrale est encore entièrement intacte, le pronostic doit être considéré comme favorable.

4° Quand le champ visuel est rétréci considérablement, c'est-à-dire que le malade semble voir à travers une fente, pourvu que la papille ne soit point excavée ; le pronostic est favorable, quant à la cécité complète, mais l'œil ne recouvrera point sa première acuité.

5° Lorsque le champ visuel est rétréci excentriquement, ce rétrécissement indique une excavation de la papille ; le pronostic est grave car l'affection se terminera fatalement par la cécité.

Champ visuel dans le décollement de la rétine. — La forme du champ visuel dans le décollement de la rétine est en rapport d'une manière presque exacte avec le siège et l'étendue de la lésion.

En général, les décollements de la rétine partent presque toujours de la partie inférieure ; et il est très rare, que la limite entre la partie détachée et la rétine, au lieu d'être horizontale (en général elle est dirigée en dehors et en haut ou bien en dedans et en bas) soit perpendiculaire ; de telle sorte que ce soit la moitié externe ou interne qui soit le siège du décollement.

Nous avons dit plus haut qu'en général, la diminution d'étendue du champ visuel correspondait aux rapports du détachement de la rétine ; il n'en est pas toujours ainsi et quelquefois le défaut de champ visuel est beaucoup plus étendu que le décollement ; car la membrane décollée vient flotter au devant de la partie voisine restée intacte, et l'empêcher par conséquent de percevoir les sensations lumineuses ; d'où évidemment agrandissement de la partie insensible du champ visuel, qui alors n'est plus en rapport avec l'étendue de la lésion ; en général, les rapports du champ visuel et de la portion de rétine décollée sont assez exacts et peuvent par conséquent donner la délimination à peu près juste du décollement rétinien. Il est inutile d'ajouter que lorsque le décollement rétinien siège sur toute la rétine, l'acuité visuelle et la vision périphérique sont complètement abolies.

Nous donnons ici une observation de décollement de la rétine dans laquelle le champ visuel fait défaut, dans un rapport à peu près exact, avec les parties envahies par l'affection.

OBSERVATION VII

Myopie de l'œil gauche avec staphylome du second degré. — Décollement de la partie inférieure de la rétine de l'œil droit.

Molinier Jean, âgé de 27 ans, réserviste au 115⁰ de ligne, entre le 1ᵉʳ mars 1879 à l'hôpital du Val-de-Grâce. Il est couché à la salle n⁰ 13, lit n⁰ 36.

Pas d'antécédents héréditaires ; pas d'antécédents personnels de maladies, ni de diathèses. A 12 ans il s'aperçoit de sa myopie qui va en augmentant pendant ses études et reste stationnaire à partir de 1870.

Ancien élève de l'École des Chartes, il travaille beaucoup à la lumière et lit constamment des manuscrits.

En mai 1877, sans traumatisme, il survient des douleurs légères dans la paupière droite et perception d'un point brillant lumineux. Les objets sont entourés d'une auréole brillante mais sans arc-en-ciel ; pas de douleurs péri-orbitaires.

Peu à peu, après n'avoir éprouvé que des sensations lumineuses au début, il s'aperçoit que sa vue baisse de plus en plus.

Au mois de janvier, il va consulter M. le Dr Mayer qui lui dit qu'il a un décollement de la rétine; il continue à éprouver des sensations lumineuses qui le gênent beaucoup.

$$\mathrm{SOD} = \frac{1}{200} \quad \mathrm{SOG} = \frac{2}{3}.$$

Examen des yeux. — Léger exorbitisme; globes ovoïdes très allongés; paupières et conjonctives saines. Les pupilles obéissent facilement à l'action de la lumière.

Examen au miroir. Pour l'œil droit. — Image kératoscopique nulle du côté droit. Quand on fait regarder le malade en bas, on distingue le fond de l'œil qui est rouge dans la partie supérieure et qui est gris blanchâtre dans le bas; on distingue dans cette région comme une sorte de voile grisâtre, plissé, à plis très brillants qui font trembloter les mouvements de l'œil; sur ce voile on remarque des petits points noirâtres en assez grande quantité, qui se meuvent en même temps. Des vaisseaux courent sur cette membrane et forment des sinuosités nombreuses au niveau des plis; ils s'interrompent par places.

Pour l'œil gauche. — Image kératoscopique de myope fort accentuée; image renversée très nette.

Examen ophthalmoscopique, OD. — L'œil est un peu trouble, la papille rouge n'est pas nette; elle paraît infiltrée, les bords sont entourés d'une zone œdémateuse qui les rend confus, peu nets.

Au centre de la papille tache blanche nacrée qui se prolonge en dehors et se continue avec une ligne blanche de même nuance. De la partie externe et supérieure de la papille on voit partir des tractus blancs nacrés qui s'élargissent en s'éloignant de la papille et affectent dans leur ensemble une disposition triangulaire.

En bas de la papille, on voit une zone d'un rouge vif, et l'on distingue par transparence, les espaces intervasculaires. En s'éloignant davantage de la papille, on voit reparaître une zone grise, étalée, large, occupant toute la partie inférieure de la rétine, non transparente, plissée, mobile, recouverte de vaisseaux et se prolongeant en dedans et en dehors par des tractus blanchâtres, qui vont rejoindre les bandelettes décrites plus haut. Il n'y a nulle part du pigment libre ; on note seulement sur le voile grisâtre quelques petits points noirâtres en rapport avec les vaisseaux.

Pour l'œil gauche. — On trouve une papille, petite, rouge à grand axe oblique, un peu irrégulière en dehors, entourée d'un mince liseré d'atrophie péripapillaire.

En dehors dans toute la hauteur de la papille, large bordage staphylomateux en forme de demi-lune d'un blanc brillant, dont la plus grande largeur correspond à la partie moyenne et est nettement limitée en dehors. Rien à la macula ; vaisseaux normaux, œil très pigmenté.

L'examen campimétrique donne pour l'œil gauche un rétrécissement concentrique assez prononcé en rapport avec le degré de myopie du malade.

Pour l'œil droit, le seul qui nous intéresse en ce moment, le campimètre donne les résultats suivants :

Examen campimétrique de l'œil droit.

	D. blanc	D. bleu	D. jaune	D. rouge	D. vert
Diamètre frontal.......	30	17	20	15	15
— jugal.........	00	15	25	12	5
— nasal.........	00	15	25	12	10
— temporal.....	00	20	30	13	10

Conclusions. — Si dans le décollement de la rétine le diagnostic peut se faire facilement avec l'ophthalmoscope, il n'en est pas moins vrai que l'examen campimétrique vient renforcer le diagnostic et délimiter comme nous le disons plus haut, le siège de la lésion. Dans cette observation par exemple, nous voyons très nettement l'abolition du champ visuel dans presque toute la partie supérieure, sans altération aucune des autres parties ; la lésion rétinienne siégeant sur la partie inférieure.

Champ visuel dans l'hémiopie. — L'hémiopie ne comprend pas seulement les cas où deux moitiés complètes du champ visuel font défaut, mais aussi, ceux plus fréquents où existe une restriction symétrique moindre que la moitié complète. Ces restrictions sont vraiment des hémiopies et indiquent comme les hémiopies complètes un processus intra-crânien.

L'hémiopie peut être verticale ou horizontale.

L'hémiopie verticale est homonyme ou croisée ; l'hémiopie horizontale est supérieure ou inférieure.

Au point de vue du diagnostic : l'hémiopie verticale est plutôt l'indice d'une affection cérébrale ; l'hémiopie horizontale indique plutôt un épanchement sous-rétinien avec décollement de la rétine.

Au point de vue du pronostic : 1° quand l'hémiopie est caractérisée par une abolition régulière du champ visuel, surtout si le champ visuel des sensations colorées est conservé à la périphérie, le pronostic est favorable ;

2° Si le champ visuel est aboli dans des moitiés symétriques de son étendue, et si cette abolition est accompagnée d'une diminution générale de la vision excentrique, on trouve des anomalies dans la perception des couleurs et le pronostic prend un caractère fâcheux ;

3° Si l'abolition du champ visuel n'est pas régulière et qu'elle soit inégalement répartie dans les deux yeux, alors le pronostic devient très grave car cette forme indique une lésion basale et l'affection se terminera presque fatalement par la cécité.

On voit donc que dans l'hémiopie, la périmétrie est d'une grande importance, car elle seule fait reconnaître des symptômes d'une grande valeur, et peut ainsi faire déterminer des lésions qui, pour la plupart des cas, ne sont pas visibles à l'ophtalmoscope. h

OBSERVATION VIII

Hémiopie latérale droite. — Atrophie de la papille.

P..., âgé de 25 ans, soldat au 90° régiment d'infanterie de ligne, entre à l'hôpital du Val-de-Grâce, le 27 avril 1879, dans le service de M. le professeur Perrin.

Pas d'antécédents héréditaires. Horloger avant d'entrer au service. Pas de rhumatismes; jouissait antérieurement d'une très bonne vue. A eu la syphilis il y a six ans environ.

Depuis six mois il s'aperçoit que sa vue baisse progressivement sans phénomènes bien marqués. Au début il avait des éblouissements, de la céphalalgie qui après avoir disparu sont revenus et persistent actuellement. A eu il y a un mois des faiblesses et des syncopes qu'il ne peut s'expliquer et qu'il n'avait jamais eues auparavant, elles n'ont pas reparu depuis. Jamais de vomissements, pas de douleurs irradiées.

L'acuité visuelle est très affaiblie, de l'œil gauche presque nulle; de l'œil droit il lit bien, son acuité visuelle étant égale à 15/20, d'après les échelles; mais quand il regarde un objet, il le voit mal car il n'en voit que la moitié sans jamais rien voir à droite.

$$SOD = \frac{1}{200} \quad SOG = \frac{15}{20}$$

Rien à signaler avec les lignes de Donders.

Couleurs. — L'œil droit les reconnaît très bien; l'œil gauche laisse voir un peu d'hésitation pour le vert et le jaune; le violet est vu noir.

Examen au miroir. — Pas de troubles de transparence dans les milieux. On observe une image droite présentant de légers coudes dans les deux yeux.

Examen à l'ophthalmoscope. — Pour l'œil droit : papille à grand diamètre vertical, à bords peu réguliers, mais assez nets bien qu'en dedans la teinte soit un peu floue. Pas de troubles dans le fond de l'œil, papille d'un blanc brillant à lame criblée très large ; la zone des fibres est très étroite ; élargissement de l'anneau sclérotical du côté externe. La lame criblée est profondément située et n'est pas bien visible ; la papille paraît excavée au centre et en haut ; deux vaisseaux en arrivant sur la limite forment un léger coude. Les artères sont grêles, minces, à peine appréciables et ne peuvent être suivies sur la choroïde. Les veines ont leur volume normal. Rien à noter ailleurs sur la macula et vers l'équateur.

Pour l'œil gauche. — Papille ronde, régulière, recouverte de nombreux vaisseaux disposés en rosace et situés tous du côté nasal de la papille. Ce qui frappe dans l'aspect de cette papille, c'est sa coloration ; tandis que du côté droit, la papille est uniformément blanche, ici elle n'est blanche que dans sa moitié externe, la moitié interne a une teinte pâle rosée bien définie. Le côté externe a un aspect blanc tendineux et paraît excavé ; un petit vaisseau en bas s'arrête nettement sur le bord et décrit un coude avant de disparaître.

Du côté interne, au contraire, de nombreux vaisseaux veineux s'étalent, et au milieu on voit les artères grêles, minces et pâles, dont quelques-unes ne peuvent être suivies au-delà de la papille. Rien à signaler partout ailleurs.

Dans les deux yeux on trouve autour de la papille une zone de pigmentations très légères qui laisse apercevoir les vasa-vorticosa et les espaces intervasculaires.

En somme si dans l'œil gauche les lésions papillaires sont très apparentes à l'ophthalmoscope, dans l'œil droit, les lésions n'ont point été vues par cet examen.

L'examen au périmètre chromatique donne les résultats suivants :

Œil droit :

	D. blanc	D. jaune	D. bleu	D. rouge	D. vert
Diamètre frontal........	50	40	45	35	90
— jugal..........	70	30	30	25	15
— nasal..........	60	35	45	30	20
— temporal.....	0	0	0	0	0

Dans cette mensuration, nous trouvons un scotome qui s'étend pour le blanc sur le diamètre jugal de 50 à 65 degrés. Pas de scotomes pour les couleurs.

Œil gauche :

	D. blanc	D. jaune	D. bleu	D. rouge	D. vert
Diamètre frontal.......	55	30	35	25	20
— jugal..........	75	12	12	10	10
— nasal........	0	0	0	0	0
— temporal.....	90	40	50	30	20

Cette mensuration nous fait reconnaître un scotome sur le diamètre frontal de 0 à 15 pour le blanc; sur le diamètre temporal, un scotome pour le blanc et pour les diverses couleurs occupant de 0 à 15, et enfin sur le diamètre jugal un scotome pour le blanc, occupant de 10 à 40 sur une étendue transversale de 20 degrés.

Conclusions. — 1° Le champ visuel est complètement aboli dans la moitié interne de l'œil gauche et dans la moitié externe de l'œil droit ; par conséquent hémiopie croisée.

2° Le pronostic est relativement bénin.

ALTÉRATIONS IRRÉGULIÈRES DU CHAMP VISUEL.

Nous allons aborder maintenant l'étude des altérations irrégulières du champ visuel, c'est-à-dire, la présence de scotomes dans le champ visuel le plus souvent normal, rétréci dans quelques cas.

Les scotomes peuvent se diviser en scotomes réguliers et irréguliers.

Les scotomes irréguliers sont produits le plus souvent par des affections siégeant soit sur la cornée, soit sur la pupille, soit dans le corps vitré ; telles sont les taies de la cornée, les corps étrangers du corps vitré, etc. Ces scotomes sont non-seulement irréguliers, mais mobiles.

Les scotomes réguliers peuvent être centraux ou périphériques.

Les scrotomes périphériques se produisent surtout dans les affections choroïdiennes du pôle antérieur.

Les scotomes centraux se produisent dans les affections de la choroïde du pôle postérieur, dans les chorio-rétinites, dans la rétinite albuminurique, dans les amblyopies par intoxication.

Ce sont de beaucoup les plus intéressants, et c'est surtout de ces scotomes dont nous allons nous occuper dans cette partie de notre travail.

Toutes les fois qu'on rencontre un scotome sans rétrécissement du champ visuel, on peut affirmer la bénignité du pronostic ; Hirschberg (in Archiv f. Augen u Ohrenheilk v fas. 1) après avoir observé plusieurs centaines d'amblyopies, arrive à confirmer ces paroles de de Grœfe qu'un scotome à lui seul offre un pronostic favorable, tandis qu'une diminution du champ visuel périphérique est très fâcheuse.

Champ visuel dans les chorio-rétinites. — Les choriorétinites limitées au pôle postérieur ne donnent, le plus souvent, aucune lésion visible à l'ophthalmoscope. Elles sont caractérisées comme troubles fonctionnels :

1° Par la présence d'un scotome central affaiblissant d'une façon sensible la vision centrale ;

2° Par une micropsie qui très souvent n'est qu'apparente.

Le scotome central, que Fœrster appelle scotome positif, est perçu assez facilement par le malade, quand il regarde, par exemple, un fond blanc peu éclairé, le scotome apparaît sous la forme d'une tache plus ou moins étendue.

L'apparition de ce scotome positif a une valeur sémeiologique considérable ; car ce symptôme dénote d'une façon indubitable une altération des éléments sensoriels de la rétine ; et, d'après Abadie, on pourra diagnostiquer hardiment, chez un malade porteur d'un scotome positif, une affection profonde, alors même que l'exploration la plus minutieuse du fond de l'œil et de la région de la macula en particulier, ne présente rien d'anormal.

Dans ces cas le périmètre nous sera d'un grand secours ; car c'est lui seul qui nous permettra de déterminer le scotome et par conséquent la lésion.

Quand la lésion est visible à l'ophthalmoscope on peut remarquer que les parties insensibles du champ visuel sont en rapport avec les parties lésées.

OBSERVATION IX

Chorio-rétinite de l'œil gauche. — Hypermétropie.

Schneller, âgé de 32 ans, sous-officier au 28e régiment de ligne, entre à l'hôpital du Val-de-Grâce le 31 décembre 1878, dans le service de M. le professeur Perrin.

Aucun antécédent héréditaire. Pas d'antécédents personnels, d'après le malade. Jusqu'à l'apparition de l'affection actuelle le malade n'avait jamais rien eu du côté des yeux, sauf un léger degré de fatigue oculaire après avoir lu quelque temps.

L'affection remonte au 4 novembre 1878, le malade fut atteint subitement de la perte presque complète de la vue. Croyant à un mal passager il continua son service encore pendant quelque temps, puis voyant persister cet état, il entra à l'hôpital.

L'œil gauche distingue le jour de la nuit. Pas de taches de scotomes à proprement parler, mais une teinte grise centrale masquant les objets et empêchant de voir distinctement. Ne peut compter les doigts.

L'œil droit voit bien ; $S = \dfrac{15}{100}$ mais se fatigue dans la lecture suivie.

État général très bon. Pas de sucre, pas d'albumine dans les urines.

Examen de l'œil gauche. — Aspect trouble du fond de l'œil, teinte gris blanchâtre répandue en flocons disséminés mais se fondant les uns dans les autres ; au niveau de la papille son intensité devient plus grande, et prend une teinte gris rouge. Les bords de la papille se fondent avec les tissus environnants.

La papille est large plus que rosée. Les vaisseaux ne présentent pas d'altérations, leur volume relatif est conservé ; les veines sont un peu congestionnées.

En cherchant avec soin des dépôts pigmentaires on trouve en haut et en dedans, un petit amas recouvert de vaisseaux. Il en existe un second en bas près de l'équateur. En haut et en dedans, légère dépigmentation choroïdienne qui laisse apercevoir les vasa-vorticosa et les espaces intervasculaires. La région maculaire est saine.

Traitement. — Frictions mercurielles et iodure de potassium ; atropine.

Le 8 janvier. — $SOD = \dfrac{15}{40}$ $SOG = \dfrac{15}{200}$.

Le 14 janvier. — Se plaint pour la première fois de lueurs lumineuses qui passent jour et nuit devant ses yeux, elles persistent jusqu'au 18.

Le 21 janvier. — $SOD = \dfrac{1}{2}$ $SOG = \dfrac{1}{10}$.

L'examen du champ visuel donne les résultats suivants :

L'œil droit a un champ visuel nor.osl; pour l'œil gauche on a :

Diamètre frontal............	60°
— jugal..............	70°
— nasal.............	60°
— temporal.........	90°

Le champ visuel n'est pas sensiblement rétréci, mais on constate :
1° un scotome sur le diamètre nasal s'étendant de 20 à 40 degrés ;
2° deux scotomes sur le diamètre temporal s'étendant, le premier, de
60 à 45 degrés, le second de 30 à 15 deg..s. Ces scotomes semblent
être en rapport avec les dépôts de pigment constatés sur la rétine.

Le 24 janvier. — Nouveaux scotomes siégeant dans l'angle temporo-frontal dans une longueur de 15 à 30 degrés et une largeur de
15 degrés, un second scotome situé dans l'angle temporo-jugal à 60
degrés ; deux autres situés sur le diamètre jugal, l'un occupant de
25 à 55 degrés, l'autre occupant de 70 à 75 degrés.

Les couleurs au niveau des scotomes paraissent uniformément blan-
ches. Pas de rétrécissements très sensibles dans les champs visuels
colorés, sauf un peu pour le vert. Le traitement est continué.

Les anciens scotomes se sont modifiés dans leur forme.

Le 11 février. — Un nouvel examen campimétrique donne pour
résultats :

1° Persistance d'étendue du champ visuel ;

2° Les scotomes ont diminué d'étendue, ils affectent une disposition
radiée autour du centre et siègent principalement en dehors.

Un premier scotome siège sur le diamètre jugal entre 35 et 45 degrés, un second siège sur le diamètre temporal entre 20 et 40 degrés,
un troisième siège dans l'angle temporal-frontal et occupe de 15 à
45 degrés sur une largeur de 20 degrés.

L'acuité visuelle s'est améliorée $SOG = \frac{1}{4}$.

Le 20 mars. — Un nouvel examen campimétrique donne pour
résultat :

1° La situation des scotomes n'a pas changé ;

2° Ils ont diminué notablement.

A l'ophthalmoscope le fond de l'œil paraît de plus en plus net, les altérations décrites plus haut sont en train de s'améliorer, le voile grisâtre qui les couvrait a complètement disparu.

$$SOD = \frac{15}{40} \quad SOG = \frac{1}{3,5}.$$

Conclusions. — Le périmètre nous a donné au point de vue du diagnostic : un rapport entre les lésions rétiniennes et les scotomes du champ visuel. Au point de vue du pronostic : marche régressive de la maladie et tendance à la guérison.

Champ visuel dans les amblyopies par intoxications.

Les amblyopies par intoxications sont caractérisées par un scotome central plus ou moins absolu sans rétrécissement du champ visuel, ni pour la lumière, ni pour les couleurs.

Ce scotome est parfois peu prononcé, toujours relatif et se délimite presque toujours à l'aide des champs visuels des sensations colorées.

Il devient quelquefois assez grand pour comprendre tout à fait les champs de couleurs du vert et du rouge ; dans ce cas, il y a en même temps une cécité complète pour le vert et pour le rouge.

Cette forme du champ visuel est importante à constater pour différencier la maladie d'une atrophie optique commençante où la périphérie du champ visuel se perd surtout pour les couleurs.

En général, les amblyopies par intoxication n'ont pas de lésions profondes visibles à l'ophthalmoscope.

L'examen du champ visuel permet donc seul de les distinguer d'une atrophie optique commençante ; diagnostic fort utile à faire dans la pratique.

En effet, bien que dans l'amblyopie nicotinique l'acuité de la vision puisse descendre à 1/5, 1/6, 1/25 et même 1/30 de la normale, elle ne conduit jamais, au moins dans les cas nombreux observés jusqu'ici, à l'amaurose ou à l'atrophie optique et il suffit de faire cesser l'usage du tabac ou de l'alcool pour obtenir une amélioration complète.

La forme du scotome permettrait au dire de Hirschberg de différencier l'amblyopie alcoolique de l'amblyopie nicotinique.

Dans la première le scotome se développe dans la région de la macula lutea comme centre, dans l'amblyopie nicotinique, le scrotome, quoique intéressant le point de fixation, s'étend suivant une forme allongée en languette vers le punctum cœcum.

Dans les cas où les deux causes ont agi de concert le scotome offre un mélange des deux formes spéciales.

Conséquences pratiques. — Ce scotome central ne peut point être découvert par la méthode de Holmgren ; car, l'amblyopique n'a qu'à fixer un peu excentriquement l'objet coloré pour en reconnaître la couleur véritable.

Il faut donc pour découvrir ce scotome se servir du périmètre, et on peut dire sans crainte, que c'est le seul moyen qui nous permette de le déceler d'une manière exacte.

Les individus atteints de scotome central par intoxication alcoolique ou nicotinique sont beaucoup plus dangereux que les daltoniens de naissance ; parce que ceux-ci ont plus ou moins connaissance de leur infirmité et que dans tous les cas ils ont appris à distinguer le vert du rouge, qu'ils différencient par leur intensité lumineuse.

L'individu atteint d'amblyopie nicotinique ou alcoolique n'a pas beaucoup souffert au début de l'affection, et, ne se doute pas le moins du monde de l'état de sa vision chromatique. Il voit du blanc avec son scotome central et il ne lui vient pas à l'idée que ce pourrait bien être du rouge.

Nuel cite deux observations dans lesquelles deux employés de chemins de fer étaient atteints d'amblyopie alcoolique et qui, dit il, furent la cause d'une déviation de signaux, qui heureusement n'occasionna aucun malheur. L'examen au périmètre fit reconnaître une cécité presque absolue pour le vert et un scotome central assez accentué pour le rouge.

Ces amblyopies ne se découvrent que par hasard ; de là la nécessité d'examiner dans les administrations où l'on se sert des signaux, l'état de la vision périphérique chez les individus. Ces examens doivent être faits très régulièrement et à des époques fixes ; d'ailleurs, le Congrès ophthalmologique de Bruxelles a posé les bases de ces examens et nous ne saurions les répéter ici, car elles n'entrent point dans le cadre de notre travail.

OBSERVATION X

Amblyopie alcoolique. Scotomes centraux.

Le nommé Antoine, âgé de 48 ans, adjoint du Génie de première classe, entre dans le service de M. le professeur Perrin, le 26 mars 1879.

Il se plaint de ne plus voir depuis le 1er février de cette année.

Alcoolisme par abus de l'absinthe. Pas de syphilis, pas de douleurs d'origine rachidienne.

Examen des yeux. — Nystagmus persistant surtout dans la convergence. Pas d'astigmatisme, pas de troubles dans la réfraction.

Rien dans les milieux transparents, mais scotomes centraux qui l'empêchent absolument de lire.

La lecture exagère le nystagmus.

$$SOD = \frac{15}{100} \quad SOG = \frac{15}{100}.$$

L'examen au périmètre chromatique du professeur Perrin donne comme résultats.

Pour l'œil gauche :

	D. blanc	D. bleu	D. jaune	D. rouge
Diamètre frontal	45	40	35	30
— nasal......	45	40	40	30
— jugal......	75	45	40	30
— temporal..	90	60	45	35

Pour l'œil droit :

	D. blanc	D. bleu	D. jaune	D. rouge
Diamètre frontal	45	30	25	20
— jugal......	75	45	35	30
— nasal......	45	40	40	30
— temporal..	90	60	55	40

Dans une étendue de quinze degrés dans l'œil gauche, toute la partie centrale est occupée par un scotome d'une teinte grisâtre.

Pour l'œil droit, le scotome n'occupe que la moitié externe, plus prononcé à la partie inférieure de la vision centrale.

Au niveau de ces scotomes la couleur bleue disparaît, les autres persistent.

Le champ visuel n'offre aucun rétrécissement sensible.

Traitement. — Douches, repos et abstinence de boissons alcooliques.

9 avril. — Amélioration de l'acuité visuelle.

$$SOD = \frac{15}{75} \quad SOG = \frac{15}{100}.$$

Nouvel examen au périmètre.

Le champ visuel est toujours normal. Les scotomes se sont modifiés d'une manière sensible.

Du côté gauche il est réduit à un petit point qui s'étend sur le diamètre temporal de 10 à 15 degrés.

Pour l'œil droit le scotome a diminué au centre pour s'étendre en hauteur.

Il laisse libre toute la partie externe de la vision centrale, prise par le premier scotome de 0 à 5 degrés et il a envahi toute cette moitié externe de 5 à 15 degrés.

Le bleu est vu verdâtre au niveau des scotomes.

Le 24 avril. — Sous l'influence du traitement une amélioration manifeste se produit.

L'acuité visuelle s'est accrue d'une manière considérable.

$$SOD = \frac{15}{50} \quad SOG = \frac{15}{60}$$

Le périmètre donne les résultats suivants :

1° Champ visuel normal.

2° Le scotome a complètement disparu a droite. A gauche le scotome s'est déplacé en entier et a diminué d'étendue ; il laisse la zone centrale complètement libre, et il est venu se fixer, sous la forme d'une demi-lune, dans l'angle temporo-frontal, envahissant de 15 à 20 degrés et d'une couleur beaucoup plus prononcée dans l'angle temporal que dans l'angle frontal.

Le 26 avril. — Le nystagmus a diminué.

$$SOD = \frac{15}{45} \quad SOG = \frac{15}{50}$$

L'examen au campimètre ne relève aucune trace de scotomes. La guérison est donc presque complète.

CONCLUSIONS. — La périmétrie nous a permis :

1° De déterminer un certain nombre de scotomes que l'examen ophthalmoscopique ne faisait pas même soupçonner ;

2° De les délimiter quant à leur étendue et à leur marche ;

3° D'émettre un pronostic favorable sur l'affection, pronostic qui s'est réalisé.

CONCLUSIONS

I. — La mesure du champ visuel est utile au point de vue du diagnostic, du pronostic et du traitement des affections oculaires.

II. — Elle est utile pour déterminer le degré du strabisme. Dans ce cas elle est supérieure au strabotomètre.

III. — Dans les parésies des muscles de l'œil, elle permet : 1° de déterminer le muscle ou le groupe de muscles atteints ; 2° de déterminer la marche régressive ou progressive de l'affection ; 3° d'instituer un traitement rationnel.

IV. — Dans les myopies et les hypermétropies elle vient compléter le diagnostic en donnant un rapport exact entre le rétrécissement du champ visuel et le degré d'acuité visuelle.

V. — Dans les atrophies optiques, elle est utile : 1° au point de vue du diagnostic parce qu'elle permet de différencier par la perte des champs visuels des couleurs de la rétinite pigmentaire et d'autres affections ; 2° au point de vue du pronostic ; elle indique la progression ou l'état stationnaire de l'affection.

VI. — Dans la rétinite pigmentaire, le rétrécissement concentrique du champ visuel est un symptôme du début, pathognomonique de l'affection.

VII. — Dans le glaucome et l'anesthésie de la rétine, la périmétrie est utile au point de vue du diagnostic et du pronostic.

VIII. — Dans le décollement de la rétine, la mesure du champ visuel, vient compléter le diagnostic.

IX. — Dans l'hémiopie, le champ visuel seul peut faire reconnaître l'abolition de la vision, car souvent elle existe sans lésions ophthalmoscopiques.

X. — Enfin quand on constate dans le champ visuel normal, un ou plusieurs scotomes, il s'agit toujours d'une affection profonde ou d'une amblyopie par intoxication, et le pronostic est favorable.

INDEX BIBLIOGRAPHIQUE

Béclard. — Traité de physiologie.

Follin et Duplay. — Traité de pathologie externe.

Maurice Perrin. — Traité d'ophthalmologie et d'optométrie.

Desmarres père. — Traité des maladies des yeux.

Keen. — Compte-rendu de la société ophthalmologique américaine, juillet 1871.

Gosetti. — Annali diottalmo.

Reich. — Thèse de Saint-Pétersbourg, 1871.
Annales d'oculistique, 1858.

Quaglino. — Giornale d'oftalmologia italiano, 1867.

Hippel. — Uber die Wir Kung des Strychnin auf das normale und Kranke auge, Berlin, Otto Muller.

De Grœfe. — Archiv. fur opthalmologie, DD II.

Woinow. — Archiv. fur ophthalmologie de Grœfe.

Landolt. — Annali d'Oftalmologia, 1872.

Ito. — Grœfe u Sœmisch Handbuch der Augenheikunde VIII.

Schreiber. — Deutsch, archiv. f Klin, Méd., 1878.

Hirschberg. — Arch. f Augen u Ohrenheilk V, fas. 1.

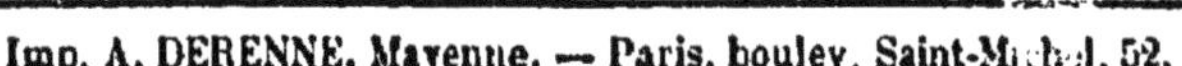

Imp. A. DERENNE, Mayenne. — Paris, boulev. Saint-Michel, 52.

Imp. A. DERENNE, Mayenne. — Paris, boulev. Saint-Michel, 52.

www.ingramcontent.com/pod-product-compliance
Ingram Content Group UK Ltd.
Pitfield, Milton Keynes, MK11 3LW, UK
UKHW022313120726
13694UKWH00004B/1404